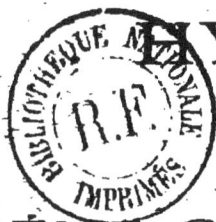

HYGIÈNE

DE LA

MÉNAGÈRE RURALE

(Conseils Pratiques)

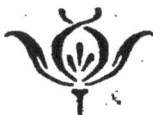

Aux Jeunes Filles du Canton de Mûr-de-Bretagne.

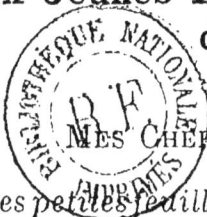

Mes Chères Amies,

Ces petites feuilles vous appartiennent : recueillies pour vous, destinées dès l'abord à vous familiariser avec une science délicate et complexe, nécessaire à la femme aux champs plus encore qu'à la ville, l'hygiène des malades et des blessés, elles vous reviennent aujourd'hui sous la forme plus nette, plus facile à conserver, que plusieurs d'entre vous réclamaient depuis longtemps.

Vous n'y trouverez point cependant les exemples et les développements donnés au cours ménager ; le cadre limité de cette brochure ne le permettait pas. Il vous faudra y suppléer par l'observation, la réflexion personnelles. Ne vous contentez pas de suivre ces conseils d'une façon machinale, mais examinez avec soin l'effet produit, comparez-le avec les résultats obtenus par les pratiques en usage dans le pays ; c'est le vrai moyen d'en profiter et d'acquérir, à la longue, assez d'expérience pour être utile. Vous ne tarderez pas à vous rendre compte que le premier précepte de l'hygiène, comme le premier devoir de la femme au chevet des malades, se résume en deux mots : prudence et propreté. Ne pas nuire, telle doit être la préoccupation constante de la garde-malade.

Précisément à cause de cette prudence nécessaire, et pour que ces notions puissent être comprises par toutes, je me suis bornée aux éléments les plus simples, j'ai écarté, autant que possible, les mots scientifiques, les remèdes compliqués, dangereux, d'un emploi délicat ou d'une conservation difficile. Loin de viser à remplacer le médecin, ces modestes pages vous répéteront sans cesse, qu'il est sage, qu'il est indispensable même, de le consulter au début d'une maladie ou après un accident. On épargne ainsi du temps, de la souffrance et de l'argent ; triple bénéfice ! Mais en dehors de ces épreuves, heureusement assez rares, la mère de famille a tous les jours des misères à soulager, des bobos à guérir. C'est un gamin qui revient de l'école le front ouvert ou le poignet foulé, un valet qui se blesse avec une fourche, une petite fille qui renverse sur elle une casserole d'eau chaude en voulant aider au ménage. Rien d'inquiétant dans tout cela, sans doute, mais les malheureux souffrent souvent beaucoup et la pauvre ménagère se demande avec angoisse : « Que faire, que faire ? »

L'ambition de ce petit livre serait de répondre à cette question, d'être le conseiller que l'on feuillette sans crainte d'être trop audacieux et d'aggraver le mal en l'écoutant. Une expérience de neuf ans me permet d'espérer qu'il pourra, s'il est suivi avec fidélité et discrétion, rendre quelques services, et contribuer ainsi au bien-être et au bonheur de la famille rurale.

Puisse ce souvenir amical rappeler à celles qui l'ont suivi le cours ménager de 1907-1908, et redire à toutes ma gratitude pour leur bonne volonté et leur persévérance.

Comtesse DE KÉRANFLECH-KERNEZNE.

L'HYGIÈNE de la MÉNAGÈRE RURALE

(Conseils Pratiques)

1re Leçon : Hygiène des blessés.

L'hygiène, c'est la science de la santé, l'ensemble des précautions à prendre pour la conserver d'abord, et la retrouver lorsqu'on l'a perdue. D'une façon générale, trois mots : la propreté, la tempérance, la modération, résument ces précautions pour les gens qui se portent bien. Les malades et les blessés doivent encore être placés dans les circonstances les plus favorables à leur guérison. Toute femme doit connaître quelques notions d'hygiène, parce que, infirmière naturelle de la famille, elle est sans cesse appelée à seconder le médecin, à le remplacer dans un danger pressant, ou à exécuter ses ordres en cas de maladie grave.

En présence d'un blessé, le devoir d'une bonne ménagère, c'est : 1° de ne pas lui faire du mal ; 2° de le soulager. Si le blessé n'était pas pansé, il souffrirait beaucoup ; la plaie abandonnée à elle-même s'infecterait, c'est-à-dire qu'elle se couvrirait rapidement de microbes. Les microbes sont de petits êtres invisibles répandus partout et dont la plupart, mis en contact avec les plaies, produisent rapidement du pus. *Toute plaie est une porte ouverte aux microbes ;* il faut donc les empêcher d'entrer ou les détruire une fois l'infection commencée. On obtient ce résultat en appliquant de suite un bon pansement sur la partie atteinte.

Précautions à prendre pour faire un pansement :

1º *Envers soi-même :* Avant de commencer, se laver les mains avec de l'eau bouillie et du savon, en frottant vigoureusement les ongles.

2º *Envers le blessé :* Laver doucement la plaie avec un tampon de ouate ou un linge fin soigneusement lessivé et de l'eau bouillie tiède, faire attention à ce qu'aucun corps étranger ne reste dans la plaie ; rapprocher les deux bords ; appliquer le bandage avec douceur, méthode et promptitude.

Il est nécessaire d'y mettre de la douceur, parce que le moindre mouvement est douloureux pour le blessé ; de la méthode, parce que l'ordre introduit dans la conduite du pansement permet d'aller plus vite et de mieux faire ; de la promptitude, enfin, parce que le pansement est toujours redouté par le blessé. Il est charitable de diminuer ses angoisses et sa souffrance.

Pour faire un bon pansement, il faut avoir sous la main :

1º De l'eau bouillie, c'est la seule qui soit vraiment pure. La chaleur portée à 100 degrés détruit les microbes. Il est bon d'ajouter à cette eau

10 grammes de sel par litre, car le sel assainit et purifie ; 2º des linges propres ou des compresses pliées en plusieurs doubles ; 3º de la ouate absorbante ou hydrophile ; 4º de la ouate ordinaire ; 5º une bande de toile, de flanelle ou de mousseline, et des épingles.

2ᵉ Leçon : Pansements.

On distingue deux espèces de pansements : le *pansement sec*, qui peut convenir à toute espèce de plaie, et le *pansement humide*, qui s'emploie d'ordinaire pour les plaies infectées, malpropres, lorsque la blessure est rouge, enflammée, très douloureuse, accompagnée de battements ou de fièvre. Un pansement humide posé pendant les 24 premières heures d'un accident, soulage ordinairement et ne peut d'ailleurs faire aucun mal.

Conduite pour faire un pansement sec. 1º Préparer d'abord sur une table ou sur un linge bien propre ce qui est nécessaire ; 2º se laver les mains ; 3º nettoyer la plaie avec un morceau de ouate trempée dans de l'eau bouillie, en commençant par le milieu pour finir par le bord ; 4º appliquer une ou plusieurs compresses, puis un morceau de *ouate absorbante* un peu plus grand. Cette ouate est destinée à boire le sang ou le pus qui s'écoule de la plaie. On la recouvre d'un autre morceau de *ouate ordinaire* qui sert de barrière et empêche les microbes de l'air de pénétrer dans la plaie. On fixe le pansement avec une bande.

Conduite pour le pansement humide. Le pansement humide a un autre but que le pansement sec. Il s'agit, non seulement de protéger la plaie contre les microbes du dehors, mais de combattre l'*inflammation* causée par ceux du dedans. Pour obtenir ce résultat, on enveloppe la partie blessée de linges humides, c'est une sorte de bain continuel qui diminue la fièvre et calme la douleur. Toutes les fois qu'on le peut, il est bon de compléter les effets du pansement humide en donnant un bain au membre blessé. Pour maintenir l'humidité, on enveloppe les linges de taffetas gommé, on y ajoute ensuite une bonne couche de ouate ordinaire, car la ouate absorbante aurait l'inconvénient de dessécher rapidement la plaie, puis on pose la bande.

Un pansement humide doit être refait au moins deux fois par jour. Il est prudent de ne pas continuer ce traitement plus de huit jours de suite, sans l'avis du médecin ou d'une personne expérimentée, cette humidité perpétuelle risquant dans certains cas de retarder la cicatrisation, c'est-à-dire la fermeture de la plaie.

Les remèdes employés dans le pansement des plaies sont généralement ordonnés par le médecin. Il est nécessaire de prêter une grande attention à ce qu'il dit sur la quantité du remède et la manière de l'employer, car ce sont pour la plupart de dangereux poisons.

L'acide phénique, particulièrement, a causé des

accidents graves, des gangrènes et même des empoisonnements. Il ne faut jamais l'employer pur, ce qui ferait cruellement souffrir le malade, ni s'en servir dans les pansements humides, car l'eau s'évapore et l'acide ronge la plaie.

A défaut d'antiseptiques (remèdes propres à détruire les microbes), la ménagère prendra, pour nettoyer une plaie, de l'alcool bien pur ou même de l'eau soigneusement bouillie. Une bonne cuiller de sel ajoutée à l'eau bouillie la rendra plus efficace.

3ᵉ Leçon : Hémorrhagies.

Une des principales complications des plaies est l'*hémorrhagie*, ou perte de sang trop abondante, qui peut amener la mort, si un vaisseau important est touché. Toute hémorrhagie doit être soignée sur le champ. Si l'accident se produit en pleine campagne, loin de tout abri, et que l'écoulement de sang soit très rapide, il faut immobiliser le blessé et lui faire un pansement provisoire avant de le transporter.

Pansement provisoire : Lavage rapide à l'eau froide. Compression directe, c'est-à-dire pression régulière et assez forte sur la plaie, avec un linge ou de la ouate ; cette compression doit être prolongée assez longtemps. On y ajoute un bandage serré. Elévation du membre blessé plus haut que le reste du corps.

La plus grave des hémorrhagies est l'hémorrhagie artérielle, qui peut entraîner la mort en quelques minutes. Le sang s'échappe de la plaie par jets saccadés ; *comprimer, c'est-à-dire lier fortement*, le bras ou la jambe entre la plaie et le cœur, au-dessus de la plaie par conséquent. Ne pas oublier que cette compression arrête la circulation du sang et la remplacer au bout d'une demi-heure ou d'une heure par un bandage roulé, sous peine de voir le membre se gangréner.

Saignement de nez : Mettre le malade dans une pièce fraîche. Elever son bras du côté de la narine qui saigne. Compresses d'eau froide sur le front. Comprimer l'aile du nez contre la cloison (du nez) 5 minutes.

Crachement de sang : Desserrer le malade, l'*asseoir* dans son lit. Compresses d'eau froide sur le front. Faire boire de l'eau très froide ou sucer de la glace. Appeler le médecin.

Dans toutes les hémorrhagies, le calme, le silence et le repos sont absolument nécessaires.

Ne jamais se servir pour arrêter une hémorrhagie d'amadou, ni de perchlorure de fer ; encore moins de toiles d'araignée qui infecteraient la plaie et seraient parfaitement inutiles dans toute perte de sang un peu sérieuse.

4ᵉ Leçon : Plaies.

Suivant la cause qui les a produites, on distingue plusieurs espèces de plaies.

1o *Les Coupures ou incisions :* coup de sabre, de hache, de couteau ; 2o *les Piqûres :* aiguilles, faux ; 3o *les Plaies contuses :* écrasement, chute, coup de pied de cheval ; 4o *les Plaies par arrachement :* morsure, engrenage ; 5o *les Plaies veineuses :* ulcères ; 6o *les Plaies empoisonnées :* morsure de vipère, piqûre d'abeille, de guêpe.

Suivant la gravité de ces plaies, les soins à leur donner varient, mais leur base à tous est *une extrême propreté.*

Quelle que soit son origine, la guérison d'une plaie s'opère de deux façons :

1o *Cicatrisation primitive ou immédiate.* Ou la plaie est saine, nette, elle se ferme alors d'elle-même en peu de jours et sans laisser de traces.

Pour cela, trois conditions sont nécessaires :

1o Qu'il n'y ait pas de perte de substance ; 2o qu'aucun corps étranger ne reste dans la plaie ; 3o que les deux bords soient réunis.

Vis-à-vis d'une plaie qui présente ces trois caractères, la principale, et presque la seule précaution à prendre, c'est de la mettre à l'abri des microbes par un lavage soigneux et un bon pansement.

2o *Cicatrisation médiate ou secondaire.* Lorsque la plaie est infectée, ou qu'il y a une perte de substance, elle est longue à se refermer, elle *suppure,* c'est-à-dire qu'il s'en échappe pendant un temps plus ou moins long une humeur jaunâtre ou grisâtre, appelée *pus.* Tant que dure cette suppuration la plaie ne peut se refermer. Il est donc nécessaire de la combattre par des bains, des pansements souvent renouvelés, et des remèdes énergiques. Une plaie qui a suppuré longtemps laisse souvent une cicatrice.

5ᵉ Leçon : Coupures, Piqûres.

Les coupures sont généralement très douloureuses, parce qu'il y a des filets nerveux tranchés ; elles saignent beaucoup et peuvent à cause de cela se compliquer d'hémorrhagie, cependant elles guérissent vite lorsqu'elles sont bien soignées. Un lavage à l'eau bouillie et à l'alcool suffit ordinairement. Dans les coupures à la tête, il faut avoir soin de raser les bords de la plaie, afin d'éviter que les cheveux ne deviennent une cause d'infection.

Moins apparentes et moins douloureuses au premier moment que les coupures, les piqûres sont quelquefois plus dangereuses. Une piqûre faite avec un instrument malpropre, aiguille, arête de poisson, épine, etc., ne doit jamais être négligée, surtout lorsqu'elle n'a pas saigné, ou lorsqu'elle est placée sous l'ongle ou sur les bords de l'ongle.

Lymphangite : La lymphangite est une complication fréquente des piqûres mal soignées, elle se présente sous la forme d'un gonflement plus ou moins douloureux qui s'étend bien au-delà de la blessure et gagne même les glandes placées sous le bras ou à l'aine. Dès qu'une petite écorchure s'accompagne de rougeur, de cuisson, de fièvre, de battements douloureux et d'enflure, il faut craindre la lymphangite. Baigner trois fois par jour le membre blessé et mettre des pansements humides. Une lymphangite dure de trois jours à trois semaines. Donc ne pas s'effrayer si le gonflement persiste après quelques jours de traitement.

Panaris : Le panaris, appelé encore tourniole, mal blanc, etc., est une inflammation de la partie molle des doigts, qui peut gagner les os et se prolonger pendant des semaines. La douleur est très vive, le patient ne dort plus et a de la fièvre. On le soulagera par des bains répétés et prolongés assez longtemps, de 20 minutes à une demi-heure. Ne pas craindre de bien plonger toute la main dans l'eau, de donner trois ou quatre bains par jour, en particulier le soir, car la douleur s'exaspère ordinairement la nuit. On peut ajouter à l'eau bouillie différentes substances antiseptiques telles que :

Acide borique : 40 grammes par litre ; ou permanganate de potasse : 0 gramme 50 par litre. Sublimé (poison) 0 gramme 25 par litre.

L'eau bouillie additionnée de sel soulagera déjà. Le bain terminé, enveloppez le doigt de compresses humides (si la main est enflée et douloureuse, ce qui est le cas général, on enveloppe même toute la main), cela fait une sorte de bain perpétuel qui calme la douleur. Taffetas gommé, ouate ordinaire, bande. Placer la main malade contre la poitrine, les doigts un peu relevés afin que le sang ne se porte pas aux extrémités, ce qui les rendrait plus douloureuses.

Ce traitement soulage toujours et réussit même quelquefois à guérir les panaris superficiels, mais si l'inflammation est profonde, il faut absolument faire ouvrir le doigt par un médecin. Lui seul a le droit de pratiquer une incision. On y a d'ailleurs tout avantage, puisqu'on est guéri en quelques jours au lieu de traîner des semaines.

Traitement des piqûres de fourche, d'épine, etc. : Faire saigner la plaie en pressant doucement sur les bords, baigner le membre blessé et appliquer un pansement humide par précaution, si l'instrument avec lequel la piqûre a été faite était sale.

Le lendemain, s'il n'y a aucune trace d'inflammation, on remplace le pansement humide par un pansement sec ; sinon on continue les bains et les pansements humides pendant quelques jours.

6ᵉ Leçon : Contusions, Morsures, etc.

On appelle *contusion*, le froissement des parties molles du corps par un choc extérieur, violence, chute, etc. La peau étant élastique résiste mieux que la chair et les os qu'elle recouvre, car ceux-ci sont plus délicats, plus fragiles. Une plaie *contuse* est une plaie où non seulement la chair a été meurtrie, mais encore la peau a été entamée.

Dans toute contusion, le blessé éprouve de la

douleur, parce qu'il y a des nerfs froissés ; le sang qui ne peut pas sortir se répand dans la chair, et on aperçoit sur la peau une tache d'un noir bleuâtre, accompagnée ou non de gonflement.

Trois degrés de gravité dans la contusion :

1er degré : *Ecchymose*, appelée vulgairement bleu.

Traitement : Aucune gravité, guérit toute seule en quelques jours ; mettre si l'on veut des compresses humides trempées dans un quart d'alcool camphré, pour trois quarts d'eau bouillie.

2e degré : *Bosse sanguine*, le sang ne pouvant sortir se creuse une espèce de poche qui soulève la peau. Cette bosse guérit généralement toute seule, mais elle peut s'enflammer et devenir un abcès. Il ne faut donc pas la négliger.

Traitement : Mettre sur la bosse un pansement humide, composé de moitié d'eau bouillie et de moitié d'alcool camphré. Bien maintenir le pansement par un bandage assez serré. Si la contusion a plus de 24 heures et présente de l'inflammation, donner un bain chaud avant de faire le pansement humide.

3e degré : *Gangrène*. La chair est broyée, livide, d'abord marbrée de taches, puis bientôt complètement noire.

Traitement : En présence de la gangrène, le traitement appartient au médecin seul. On pourra en l'attendant faire un grand pansement humide à l'alcool camphré.

Soutenir le malade avec des grogs légers (2 ou 3 cuillers d'eau-de-vie dans un verre d'eau sucrée).

Plaies par arrachement. Les plaies par arrachement sont ordinairement très graves et très pénibles à voir, mais elles ne sont pas toujours très douloureuses. Elles réclament presque toujours les soins du médecin. En attendant, appliquer un pansement humide.

Les *morsures* sont souvent compliquées par l'introduction de poisons dans la plaie.

C'est le cas pour les morsures de chien ou de chat enragé. On sait que cette terrible maladie se guérit par un traitement spécial à l'Institut Pasteur.

En attendant, prendre les précautions suivantes : Mettre au-dessus de la plaie un lien très serré qui empêche le poison de se répandre dans le sang. Compresses d'alcool pur sur la plaie. Cautérisation aussi rapide que possible par le médecin.

Morve. Quelque petite que soit la plaie, si elle a été en contact avec le pus d'un homme ou d'un animal morveux, elle est extrêmement grave ; au bout d'une heure, tous les soins sont inutiles.

Traitement : Etablir un lien très serré au-dessus de la plaie, la sucer si on n'a aucune écorchure aux lèvres, la faire saigner. Cautérisation au fer rouge par le médecin.

7ᵉ Leçon : Ulcères. Plaies empoisonnées. Clous. Antrax.

Les ulcères les plus fréquents sont les ulcères variqueux qui viennent à la jambe, commencent par un petit trou insignifiant, grandissent lentement et finissent par couvrir une très grande surface. Ces plaies ne sont pas très douloureuses, mais elles n'ont par elles-mêmes aucune tendance à la guérison et le traitement varie beaucoup suivant la santé générale du malade ; il faut donc les montrer le plus vite possible au médecin.

Les *Plaies empoisonnées* les plus fréquentes, sont causées par la piqûre d'animaux ou d'insectes venimeux.

Traitement à suivre pour les morsures de vipère : Mettre *au-dessus* de la plaie un lien très serré, la faire saigner et rendre, en pressant fortement sur les bords, faire un lavage très soigneux de la plaie, cautériser avec quelques gouttes d'ammoniaque pur ; soutenir le blessé avec du café chaud, des tisanes chaudes. Appeler le médecin qui fera une piqûre de serum antivenimeux.

Ce traitement peut aussi servir contre le charbon, mais l'état du malade est ordinairement beaucoup plus grave.

Piqûres d'abeille, de guêpe, de frelons : Ces piqûres causent une douleur cuisante accompagnée d'enflure. Elles ne sont dangereuses que si elles sont en grande quantité ou mal placées : dans la bouche, sur la langue, etc.

Traitement : rechercher si l'aiguillon est resté dans la plaie et l'enlever. Compresses d'eau vinaigrée ou d'alcool camphré.

Clous : Les clous sont de petites tumeurs pointues, très douloureuses, qui se rencontrent le plus fréquemment au cou, après une plaie ou une brûlure mal soignée, dans la convalescence de certaines maladies, dans l'adolescence, etc. Elles s'ouvrent au bout de quelques jours en laissant échapper un pus grisâtre.

Traitement : Avant l'ouverture, dès qu'on sent la douleur, appliquer soir et matin un peu de teinture d'iode (avec de la ouate ou un pinceau) sur le clou. Ce traitement réussit souvent à le faire avorter ; si, au contraire, il grossit et que la douleur augmente, mettre un pansement humide jusqu'à l'ouverture ; les soigner ensuite comme un abcès, à l'eau bouillie ; pansement humide jusqu'à ce que le clou ait bien déchargé, et ensuite pansement sec. Les clous étant souvent le signe d'un mauvais état de santé général, il est bon, lorsqu'ils sont trop fréquents, de consulter le médecin. Un *antrax* est formé par la réunion de plusieurs clous, il peut être dangereux, notamment chez les vieillards.

8ᵉ Leçon : Brûlure et Gelure.

Les *brûlures*, soit qu'elles proviennent du feu

ou d'agents chimiques, sont toujours douloureuses et très souvent graves ; suivant le degré de la chaleur et la durée de son action, on distingue trois degrés dans la gravité d'une brûlure.

1er Degré. Rougeur vive avec douleur très forte, la guérison est rapide et ne laisse pas de traces. Cependant on peut mourir d'une brûlure de ce premier degré, si elle s'étend à tout le corps.

2e Degré. Douleur toujours très vive, accompagnée d'enflure et de petites cloques contenant un liquide jaunâtre. Il faut avoir soin de ne pas enlever la peau de ces cloques, car la chair mise à nu serait beaucoup plus douloureuse et la guérison plus lente.

3e Degré. La peau est profondément brûlée, il y a même quelquefois des taches noires qui annoncent la gangrène, la douleur après avoir été très vive s'apaise pendant quelques jours pour reparaître au moment de la cicatrisation. Le malade est très affaibli, il souffre quelquefois de violentes diarrhées. Ces brûlures nécessitent absolument la présence du médecin.

Premiers soins : Si le blessé a ses vêtements en flammes, l'étendre à terre, le rouler dans une couverture, de manière à éteindre le feu ; s'il a été brûlé par de l'eau bouillante qui agit encore, le plonger dans l'eau froide. Le feu éteint, le déshabiller avec les plus grandes précautions, couper les vêtements plutôt que d'arracher la peau ; se bien souvenir que *toutes les fois que la peau est enlevée, le blessé souffre davantage.*

Ensuite baigner le membre atteint dans de

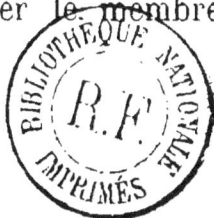

l'eau froide. Appliquer une bonne couche de vaseline blanche sur la plaie, puis un pansement avec de la ouate. (La ouate calme la douleur). Le lendemain, s'il y a des cloques, les percer délicatement avec une aiguille propre sur le côté et sans enlever la peau. Si la plaie ne rend pas beaucoup, on peut ne renouveler le pansement que tous les deux jours. Si on n'avait aucun remède sous la main, on pourrait essayer de mettre de l'huile d'olive sur la brûlure, mais elle *ne vaut pas* la vaseline et coûte plus cher.

Une brûlure étendue est toujours longue à guérir et très délicate à soigner ; mieux vaut donc appeler le médecin au moins les premiers jours.

Il faut aussi soutenir l'état général du malade avec des boissons chaudes, café, bouillon, etc.

Engelures. Les engelures sont des brûlures causées par le froid.

1er Degré. La peau est rouge et gonflée ; des démangeaisons très vives s'exaspèrent à la chaleur.

Traitement des engelures *non ouvertes* : Frictions avec de l'alcool camphré. Bains à l'eau de feuilles de noyer ou à la farine de moutarde. Le traitement variant suivant le tempérament du malade, il n'y a aucun remède certain contre les engelures.

2e Degré. *Engelures ouvertes, crevasses*. Ces petites plaies sont douloureuses et fort difficiles à guérir. Elles peuvent devenir assez dangereuses, parce qu'elles ouvrent une porte aux microbes.

Traitement : Les soigner comme des brûlures avec de la vaseline et un pansement à la ouate.

9ᵉ Leçon : Fracture, Entorse.

On donne le nom de *fracture* à une cassure des os. La fracture est dite *simple* lorsqu'il n'y a pas de plaie, *compliquée*, lorsqu'il y a une plaie entraînant un danger d'infection.

Signes auxquels on reconnaît une fracture : Déformation du membre blessé, mobilité anormale, impossibilité de bouger le membre blessé, douleur extrêmement vive.

Chez les enfants, les os étant plus souples plient davantage et se déplacent moins. La douleur est donc quelquefois le seul signe qui indique une fracture, et celle-ci guérit plus facilement que chez un adulte.

Précautions à prendre en cas de fracture. La fracture doit être réduite par un médecin ou par une personne expérimentée. En l'attendant, il faut : 1° transporter le blessé avec toutes les précautions possibles ; une personne maintient la jambe brisée en posant une main au-dessus de la fracture et une autre au-dessous, de peur que les fragments ne se déplacent. S'il y a une grande distance, il faut d'abord placer le membre dans un appareil provisoire. 2° Après avoir lavé la plaie, s'il y en a une, mettre la jambe dans une bonne position et lui faire un pansement à la ouate en attendant le médecin.

Entorse. L'entorse est le mouvement forcé d'une articulation.

Signes de l'entorse : 1º Douleur très vive qui n'empêche cependant pas les mouvements ; 2º enflure très rapide ; 3º tache bleuâtre de sang répandu dans l'articulation. Cette tache n'apparaît quelquefois que le deuxième jour.

Traitement : Bain de pied froid ou très chaud, tout de suite après l'accident ; compresses trempées dans de l'alcool camphré ; massage bien fait ; bandage assez serré pour maintenir le pied.

Foulure. La foulure étant une légère entorse doit être traitée de la même façon.

10ᵉ Leçon : Hygiène du malade. Visite du médecin.

La chambre du malade doit être tenue très proprement, ouverte tous les jours, et chauffée modérément. On y fera le moins de bruit possible.

Sa toilette sera faite tous les jours à moins que le médecin ne le défende. Elle lui procure toujours un soulagement. Si le malade écorche par suite d'un séjour prolongé au lit, il faut mettre un linge fin ou mieux encore un foulard de soie pour protéger la partie irritée.

Lorsque le malade a de l'oppression, il faut l'asseoir dans son lit, bien soutenu par les oreillers, l'éventer avec un papier ; s'il a des sueurs très abondantes, il faut chauffer son linge avant de le changer.

S'il a de la fièvre, *ne pas le faire manger,* mais

lui faire boire du lait, du bouillon, de l'orangeade, sucer des quartiers d'orange, etc. Lorsqu'on a des remèdes désagréables à faire avaler, il ne faut pas les laisser sur la pointe de la langue, mais bien enfoncer la cuiller au fond de la bouche pour que le malade sente moins le goût et avale presque mécaniquement.

Visite du médecin. Devoirs de la garde-malade : 1° Avant la visite du médecin, la garde-malade doit préparer tout ce qui lui sera nécessaire : de l'eau, du savon pour se laver les mains, une serviette propre, une cuiller pour regarder la gorge, etc. 2° Pendant la visite, elle doit dire tout ce qui a été remarqué chez le malade en son absence. Ce rapport doit être exact et complet.

Pour plus de facilité, on peut le diviser en 5 points : 1° *Symptômes*, dire s'il y a eu du mal de tête, de la rougeur, un saignement de nez, des convulsions, des mouvements pour sortir du lit, de la toux, montrer les crachats, les selles, les urines, etc. 2° *Fonctions*, dire comment elles se font, si les urines sont abondantes ou rares, les garde-robes normales, etc. 3° *Sommeil,* s'il est tranquille ou agité, très long ou très court. 4° *Nourriture,* si le malade a faim ou soif, s'il manque d'appétit. 5° *Remèdes*, s'ils ont été pris ou pourquoi ils n'ont pu l'être.

Après la visite, reconduire le médecin qui peut avoir à faire des recommandations spéciales hors de la présence du malade.

11ᶜ Leçon : Cataplasmes, Sinapismes, etc.

Le *cataplasme* est un médicament composé de farines délayées, de manière à former une pâte, et auquel on ajoute souvent des remèdes. On remplace aujourd'hui presque partout le cataplasme par un pansement humide antiseptique. Cependant, dans quelques occasions, telles que les douleurs d'entrailles, le cataplasme peut encore rendre des services. Il faut donc savoir le préparer.

Préparation : 1° Etaler sur une table un linge fin n'ayant ni ourlet, ni couture, et un peu plus grand que le double du cataplasme ; 2° faire chauffer de l'eau bouillante, délayer la farine avec cette eau, laisser reposer 5 minutes, délayer encore avec un peu d'eau chaude, ceci pour la graine de lin. Pour la farine d'avoine, d'orge, d'amidon, de fécule, on délaie d'abord dans un peu d'eau froide, puis on place la pâte sur le feu en remuant constamment, jusqu'à ce qu'elle atteigne la consistance d'un empois. Les cataplasmes doivent toujours être préparés avec des farines fraîches, sans cela ils deviennent très irritants.

Sinapismes. Le sinapisme est un cataplasme excitant dont l'application prolongée peut causer de fortes brûlures, il ne faut donc pas l'employer à la légère, surtout pour les enfants et les personnes qui ont la peau délicate.

On le prépare en délayant de la farine de moutarde dans de *l'eau tiède*, non pas chaude, car celle-ci enlèverait à la moutarde toutes ses propriétés. Le sinapisme ne doit jamais être appliqué directement sur la peau ; on peut le rendre moins fort en lui ajoutant un tiers de farine de lin. On le laisse généralement un quart d'heure, jamais plus d'une heure. Après l'avoir retiré, on lave la peau avec de l'eau tiède, très doucement, et on la poudre avec de la farine d'amidon.

Pour faire un bain de pieds à la moutarde, on délaie 150 grammes de farine de moutarde dans trois litres d'eau *froide* que l'on mélange ensuite à l'eau chaude du bain : excellent contre le mal de tête. Mettre une couverture sur le bain de pieds pour protéger les yeux.

12ᵉ Leçon : Fièvre.

La *Fièvre* est un état de malaise qui accompagne et annonce la plupart des maladies. Elle a pour principaux caractères : 1° L'augmentation de la chaleur du corps qui passe de 37 degrés, température normale, à 38, 39 et même 40 degrés. 2° L'augmentation du nombre des battements de cœur. 3° Un malaise général, des maux de tête, de la sueur, etc. Dès que la fièvre est forte, il faut s'en préoccuper et voir le médecin. En l'attendant, *on se gardera bien de faire manger le malade,* on lui donnera seulement du lait, du bouillon dégraissé, de la tisane. Ceci est surtout nécessaire dans la fièvre typhoïde où un aliment solide peut *tuer* le malade déjà presque guéri, parce que ses intestins très abîmés n'ont pas la force de le supporter. On aura soin de lui faire rincer la bouche plusieurs fois par jour avec de l'eau boriquée ; on diminue ainsi la sécheresse et le mauvais goût de la bouche.

Dans la fièvre typhoïde, il faut séparer le linge du malade de celui de la famille, *le laver à part*, jeter les eaux sales et tout ce qui aura touché le malade, le plus loin possible de la maison, dans la terre et non pas sur le fumier, ni dans les étables. On ne mangera jamais à côté du malade, ni sans s'être lavé les mains.

La *Fièvre gastrique ou indigestion*, est assez fréquente chez les enfants, ses signes sont le mal de tête, la perte d'appétit, la langue sale, des vomissements avec un peu de fièvre.

Traitement : Donner un purgatif léger, puis nourrir le malade pendant un jour ou deux avec du lait, du bouillon. On se rend compte de la fièvre au moyen d'un petit thermomètre spécial que l'on place sous le bras du malade dans le creux de l'aisselle pendant 10 minutes. Il serait utile d'en avoir un dans chaque maison.

13e Leçon : Fièvres éruptives, Rougeole, Scarlatine.

Les fièvres éruptives atteignent surtout les enfants ; cependant en temps d'épidémie, les personnes de tout âge peuvent être touchées. Elles sont très contagieuses, c'est-à-dire qu'elles se communiquent facilement d'un malade à l'autre.

Rougeole. La rougeole est une maladie que tout le monde doit avoir ; elle ne réclame ordinairement que des soins faciles à donner et quelques précautions. Cependant, comme il y a souvent des complications inflammatoires du côté de la poitrine ou de la tête, il est prudent d'appeler le médecin.

Signes de rougeole. La rougeole commence par une période de malaise, de fièvre et de mal de tête : 1º les yeux des malades sont larmoyants, la lumière leur fait mal ; 2º ils ont un fort rhume de cerveau ; 3º ils sont enroués et toussent par quintes. Du troisième au cinquième jour, le front, puis les joues, le cou, le corps et les membres se couvrent de taches rouges, ressemblant à des morsures de puce ; à ce moment, la fièvre es assez forte, elle tombe généralement après le cinquième jour, puis les taches pâlissent et se dessèchent.

Précautions à prendre : Un enfant qui a la rougeole doit être couché jusqu'à la fin de l'éruption. On évitera le froid, les courants d'air, on asseoira le malade plusieurs fois par jour dans son lit, pour éviter la congestion aux poumons, enfin on le nourrira pendant plusieurs jours avec du lait, du bouillon et de la tisane.

Scarlatine. Plus dangereuse que la rougeole à cause des complications et des suites, quelquefois très graves, qu'elle entraîne, la scarlatine est heureusement plus rare. Elle nécessite toujours la présence du médecin.

Signes de la scarlatine. La maladie débute par un violent mal de gorge, accompagné d'une forte fièvre, de nausées et de vomissements. Les taches de l'éruption se touchent et forment de larges traînées qu'on dirait lavées avec du jus de framboise. La peau en se desséchant s'en va par grands lambeaux.

Les précautions à prendre sont les mêmes que pour la rougeole, mais il ne faut donner au malade que du lait pendant l'éruption. La convalescence établie, il doit subir un lavage de tout le corps (tête comprise). Il est bon de savoir que la scarlatine est surtout contagieuse au moment ou le malade pèle, c'est-à-dire au début de la convalescence.

L'isolement du malade, conseillé par les médecins dans toute affection contagieuse, est presque impossible à réaliser à la campagne, cependant, on s'efforcera de leur obéir en écartant les enfants du lit du malade, en le mettant autant que possible dans une chambre à part où il sera plus tranquille et plus facile à soigner.

14e Leçon : Maladies des enfants.

En dehors des épidémies et des cas exceptionnels, les maladies qui menacent les enfants sont dues à deux causes : une nourriture qui ne leur convient pas ou le manque de propreté.

Diarrhée ou choléra infantile. Fréquente surtout au moment des grandes chaleurs, cette maladie qui tue un grand nombre de nourrissons, est souvent due au mauvais lait, à la malpropreté du biberon, au manque de régularité dans les repas de l'enfant, ou à l'usage trop hâtif d'aliments solides que son estomac ne peut encore supporter.

Signes principaux : Vomissements de lait caillé, diarrhée verdâtre liquide et très abondante, amaigrissement rapide, ventre ballonné, etc.

Traitement : Dans beaucoup de cas, le meilleur traitement, c'est de supprimer toute nourriture pendant vingt-quatre heures, en donnant seulement au bébé de l'eau bouillie par petites gorgées toutes les demi-heures. Puis on revient au lait en le coupant soit d'eau d'orge (décoction 30 grammes par litre) soit d'eau de riz (40 grammes par litre). On peut encore donner à l'enfant, par cuillers à soupe, de l'eau dans laquelle on a délayé un blanc d'œuf (quatre à six blancs d'œuf par litre).

Lorsque l'enfant a des coliques, on le soulage en frictionnant doucement le ventre avec de l'huile de camomille, de l'huile d'amandes douces, de l'alcool ou de l'eau de Cologne. On l'enveloppe ensuite d'une bande de flanelle, la chaleur réussit ordinairement à calmer ses souffrances.

Muguet. Le muguet est une inflammation de la bouche qui peut gagner l'estomac et l'intestin. Il guérit assez vite lorsqu'il n'accompagne pas un état général grave. Chez un enfant bien tenu, il suffit de quelques lavages avec la solution suivante pour le faire disparaître. Faire un mélange de borax et de glycérine par parties égales, ou encore, ce qui est plus simple, délayer trois à quatre grammes de borax dans un demi-litre d'eau bouillie. Enrouler un morceau de coton hydrophile autour d'un bâton, de façon à ce qu'il soit bien solide, le tremper dans la solution et badigeonner tout l'intérieur de la bouche de l'enfant, trois à quatre fois par jour. Avoir soin de changer le coton qui ne doit servir qu'une fois.

Gourme. Maladie fréquente, la gourme provient en général du peu de soin et de la malpropreté avec laquelle est tenue la tête des nourrissons. En aucun cas, malgré le préjugé traditionnel de la campagne, elle ne peut leur faire du bien. Au contraire, elle irrite et fatigue l'enfant, et risque par les petites plaies qu'elle ouvre sous les croûtes, d'introduire dans le corps une infection beaucoup plus grave. On prévient l'apparition de la gourme en tenant proprement la tête du nouveau-né ; en la lavant régulièrement avec de l'eau tiède et du savon ; de temps à autre, on y passera même un peu d'huile d'amandes douces. Dès l'apparition des premières plaques de gourme, on les soignera avec de la vaseline ; si les croûtes sont déjà épaisses, appliquer d'abord un cataplasme pour les faire tomber. Si la vaseline ne réussit pas à en débarrasser l'enfant, essayer la pommade suivante : 2 grammes de tannin, 1 gramme de calomel, 30 grammes de glycéré d'amidon.

La gourme peut durer des mois quand elle n'est pas soignée.

Convulsions. Les convulsions atteignent surtout les enfants trop nerveux, trop excités, ceux auxquels on donne une nourriture trop forte ou bien de l'alcool, ce qui est absolument criminel.

Signes: L'enfant devient très pâle, ses membres se tordent, raidissent, sa figure grimace et bleuit, ses yeux se tournent, il perd la respiration et sa bouche se couvre d'écume blanchâtre.

Traitement : Déshabiller l'enfant, lui jeter un peu d'eau sur le corps, lui faire respirer du vinaigre. Donner un bain tiède dans lequel on aura mis 500 grammes de tilleul, enfin, aussitôt que possible, lui faire prendre un petit lavement pour débarrasser l'intestin. Après l'accès, le coucher et veiller à ce qu'il se repose. Il sera bon de continuer les bains pendant plusieurs jours pour prévenir le retour de la crise.

Coqueluche. La coqueluche est une maladie fréquente, peu dangereuse pour les enfants et les adultes vigoureux, mais très grave chez les nouveaux-nés et les personnes affaiblies. Elle dure de six semaines à trois mois et fatigue beaucoup le malade.

Traitement. *1re Période.* L'enfant a la fièvre et un fort rhume, il faut le maintenir au lit, le nourrir légèrement (lait, œufs, bouillon, petites soupes, etc.) et veiller à ce qu'il ne se refroidisse pas. S'il y a des vomissements, on recommence le repas et on fait prendre au malade une petite cuillerée de café avant les aliments.

2e Période. Lorsque la fièvre est tombée, l'enfant peut sortir, faire de courtes promenades et reprendre peu à peu la nourriture de tout le monde. En raison des complications qui peuvent se produire, il est toujours nécessaire de montrer le malade atteint de coqueluche au médecin.

Remarque. Il faut avoir soin pendant la quinte de tenir l'enfant assis, la tête élevée et le front soutenu. Cette recommandation est surtout importante pour les enfants au berceau qui ne peuvent s'asseoir eux-mêmes et risqueraient de mourir asphyxiés sans cette précaution.

15ᵉ Leçon : Evanouissement, Coup de sang, Maladies des yeux.

Evanouissement. Signes : le malade tombe brusquement sur le sol sans respiration, cela dure quelques secondes ou plusieurs minutes. L'évanouissement peut d'ailleurs être incomplet et se réduire à une simple défaillance avec pâleur du visage et bourdonnement d'oreilles.

Traitement : 1º Coucher le malade la tête plus basse que le corps ; 2º lui jeter un peu d'eau froide sur la figure ; 3º faire respirer du vinaigre.

Coup de sang. Le nom de coup de sang désigne communément une attaque d'apoplexie. Elle peut survenir brusquement ou bien être précédée de quelques jours de malaise. Si l'attaque survient en l'absence du médecin, la vie du malade dépendra des premiers soins qui lui seront donnés, il faut donc les connaître.

Traitement : 1º Déshabiller le malade, le mettre sur un lit, la tête *très élevée* et découverte ; 2º lui mettre sur le front et la tête des compresses d'eau froide vinaigrée ; 3º appliquer en même temps aux cuisses et aux mollets des sinapismes (cataplasmes à la moutarde) jusqu'à ce que la peau soit rouge ; 4º donner au malade un lavement d'eau bouillie salée ; 5º faire chercher au plus vite le médecin.

Maladies des yeux. Coup d'air : Le bord des paupières est rose, l'intérieur de l'œil très rouge et comme enflammé.

Traitement : Laver 3 fois par jour avec de l'eau bouillie bien chaude, dans laquelle on aura mis 40 grammes d'acide borique pour un litre.

Orgelet : L'orgelet ou compère-loriot se présente sous la forme d'un petit bouton dur, rouge et très sensible, placé sur le bord de la paupière. Il blanchit après quelques jours et s'ouvre en laissant échapper quelques gouttes de pus.

Traitement : Lavages à l'eau bouillie répétés plusieurs fois par jour, avant et après l'ouverture. Pour hâter celle-ci, on peut mettre un petit cataplasme de fécule.

Chez les enfants nouveaux-nés, les yeux doivent être l'objet de soins minutieux. Si, après quelques jours d'inflammation, les paupières se gonflent, demeurent fermées, et laissent échapper du pus lorsqu'on les entre-ouvre par force, il est à craindre qu'on ne se trouve en face de l'ophtalmie purulente, terrible maladie à laquelle on attribue 10 % des cas de cécité qui existent en France. Il faut consulter immédiatement le médecin, lui seul peut essayer, au moyen d'un traitement énergique, de sauver les yeux de l'enfant ; mais toute femme doit savoir qu'il suffit d'une goutte de pus, d'un linge taché, porté sur l'œil d'une autre personne, pour lui communiquer la maladie.

Dartres. On désigne sous le nom général de dartres, différentes maladies de peau. La plupart étant tenaces et difficiles à soigner, on consultera le médecin. On évitera les viandes salées, le vin et surtout l'alcool. Si la dartre est sèche, on peut la saupoudrer de poudre d'amidon mélangée avec de la poudre de talc et de l'oxyde de zinc. On peut encore essayer de calmer la démangeaison en appliquant des compresses d'eau oxygénée ou de la vaseline.

16ᶜ Leçon : Bronchite, Fluxion de poitrine, Tuberculose.

La *bronchite*, vulgairement appelée rhume de poitrine, peut être forte ou faible. Dans les cas graves, elle s'accompagne de fièvre, de courbature, de mal de tête, en un mot de malaise général. Une bronchite ne doit jamais être négligée, car elle peut devenir le point de départ de la tuberculose.

Traitement de la bronchite : Dès qu'il y a de la fièvre, repos au lit et nourriture légère (œufs, lait, bouillon, tisane, etc.) ; bain de pieds à la farine de moutarde ; application de teinture d'iode sur la poitrine ou sur le dos. On soulage facilement les bébés enrhumés, en leur enveloppant les jambes de ouate, par dessus laquelle on met un taffetas gommé. Cette ouate provoque une transpiration abondante qui dégage la poitrine et la tête.

La *fluxion de poitrine* est une maladie qui réclame immédiatement les soins du médecin. En voici les principaux signes, afin qu'on puisse les reconnaître et l'appeler tout de suite : frisson violent avec forte fièvre, 39 à 40º degrés dès le début ; douleur très vive au côté ; grande difficulté à respirer, toux pénible et retenue. En attendant le médecin, faire coucher le malade, lui donner des tisanes chaudes, des grogs légers, mettre au besoin un cataplasme sinapisé entre les deux épaules (5 à 10 minutes).

Tuberculose. Il est bon de savoir que la tuberculose ou maladie de poitrine, malgré ses terribles ravages aujourd'hui connus de tout le monde, est assez facile à guérir, lorsqu'elle est soignée à temps. C'est aussi, malheureusement, une des plus contagieuses, par les crachats que le malade dépose autour de lui. En voici les symptômes les plus ordinaires : amaigrissement continu sans cause apparente, diarrhée fréquente, rhumes continuels, crachements de sang, fièvre légère apparaissant tous les soirs à la même heure, transpirations très abondantes la nuit, etc. Toute personne qui présente ces symptômes doit consulter le médecin et suivre le régime qui sera prescrit. L'air pur, une nourriture saine, une vie réglée, telle est la meilleure hygiène de ceux qui sont menacés de tuberculose ; sous ce rapport les habitants de la campagne ont de grands avantages sur les citadins.

Près d'un tuberculeux, le rôle de la garde-malade consiste surtout à entretenir une grande propreté, à recueillir ses crachats, *si contagieux*, dans un vase spécial. Pendant les transpirations, il faut essuyer doucement la figure et les mains du malade, le changer en prenant de grandes précautions pour qu'il ne se refroidisse pas. On lui fera une cuisine variée propre à exciter l'appétit, car le poitrinaire a besoin de manger beaucoup pour soutenir ses forces et réparer ses pertes. On veillera sur son sommeil qui doit être prolongé, et on profitera de ses réveils pour lui administrer les remèdes prescrits. Il sera bon en outre de lui épargner les émotions, les visites trop longues et fatigantes.

Quelques remèdes.

La plupart des remèdes étant d'une conservation difficile, il n'est indiqué ici que ceux qui sont sans danger, d'un usage courant, et peuvent être gardés plusieurs mois.

Alcool pur à 90 degrés, s'emploie pur ou coupé de moitié d'eau dans le pansement des plaies propres (coupure, piqûre au moment où elle vient de se produire, lymphangite, (voir page 10), écorchure, etc.) en frictions comme fortifiant.

Alcool camphré, s'emploie (coupé d'un quart, ou de moitié d'eau dans le pansement des contusions, bosses, entorses, foulures, etc.) pur en frictions contre les douleurs et les rhumatismes.

Eau oxygénée, excellent antiseptique, s'emploie à la dose d'un quart pour trois quarts d'eau dans le lavage des plaies et en compresses humides.

Teinture d'iode, s'emploie en badigeonnages contre les rhumes, bronchites, certains rhumatismes, et au début des clous, etc. La teinture d'iode a l'inconvénient de devenir très irritante en vieillissant. Tout flacon commencé doit être jeté au bout de six mois.

Vaseline. Pommade excellente pour les brûlures, gerçures, dartres, gourme, etc. Elle s'associe à des médicaments plus actifs et remplace aujourd'hui presque tous les anciens onguents, grâce à sa propriété de ne jamais rancir.

La vaseline à l'oxyde de zinc rendra des services dans le traitement de certaines dartres.

La vaseline iodoformée à 3 %, s'emploie avec succès contre les brûlures.

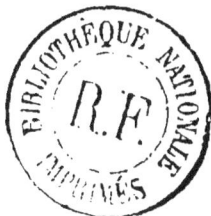

8-09. — Saint-Brieuc, Imprimerie RENÉ PRUD'HOMME.